AF462261

L'HOMME

ET

L'ANIMAL

DEVANT

LA MÉTHODE EXPÉRIMENTALE

PAR

Le Docteur A. NETTER

OFFICIER DE LA LÉGION D'HONNEUR
BIBLIOTHÉCAIRE DE LA FACULTÉ DE MÉDECINE DE NANCY
MÉDECIN PRINCIPAL EN RETRAITE

Prix : 1 franc

PARIS
E. DENTU, LIBRAIRE-ÉDITEUR
Palais-Royal (Galerie d'Orléans)

1882

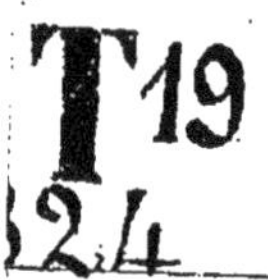

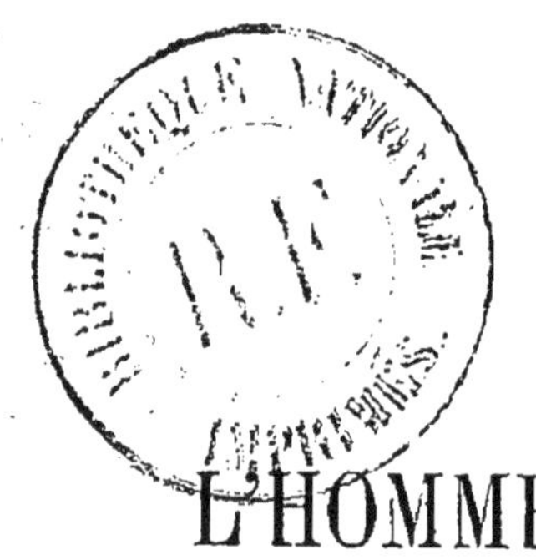

L'HOMME ET L'ANIMAL

DEVANT

LA MÉTHODE EXPÉRIMENTALE

DU MÊME AUTEUR :

DE L'INTUITION

DANS LES

DÉCOUVERTES ET INVENTIONS

SES RAPPORTS

AVEC LE POSITIVISME ET LE DARWINISME

Strasbourg, Treuttel et Wurtz, 1879 — Prix : 3 fr.

L'HOMME

ET

L'ANIMAL

DEVANT

LA MÉTHODE EXPÉRIMENTALE

PAR

Le Docteur A. NETTER

OFFICIER DE LA LÉGION D'HONNEUR
BIBLIOTHÉCAIRE DE LA FACULTÉ DE MÉDECINE DE NANCY
MÉDECIN PRINCIPAL EN RETRAITE

Prix : 1 franc

PARIS
E. DENTU, LIBRAIRE-ÉDITEUR
Palais-Royal (Galerie d'Orléans)

1882

L'HOMME ET L'ANIMAL

DEVANT

LA MÉTHODE EXPÉRIMENTALE

Aussi loin qu'on peut remonter dans l'histoire, on constate que l'homme s'était considéré de tous temps comme un être exceptionnel sur notre globe. Il croyait différer des animaux non seulement par la possession d'une âme et d'un sens moral, pour me servir de l'expression moderne, mais encore par la *raison*, opinion si généralement traditionnelle que, dans toutes les langues, les qualifications de *bête* et de *brute* étaient appliquées aux personnes qui se faisaient remarquer, les unes par quelque acte inintelligent, les autres par leur immoralité. Aujourd'hui encore les mots *singe, perroquet, chien* (d'où *cynisme*) s'emploient dans ce sens. Il y a plus. Dans le XVIIe siècle de notre ère, Descartes, comme on le sait, refusa aux animaux la faculté même de sentir, et la fameuse doctrine de l'*automatisme* sera encore, à quelque modification près, dans le XVIIIe siècle, celle de Buffon. Mais les vues opposées surgirent à cette époque dans les écrits des Réaumur, Condillac, Dupont de Nemours, Ch. G. Leroy, et s'accentuèrent de plus en plus vivement dans ceux de Lamarck, des deux Cuvier, de Flourens, tous arguant d'actes opérés par les animaux avec les apparences de la volonté et de l'intelligence. En vain, récemment encore, en 1859, Isidore Geoffroy Saint-Hilaire revint-il à l'idée de la séparation complète, avec sa formule : l'animal sent, *seul l'homme sent et pense.* C'est l'identification qui triomphera; car d'après la science actuelle, zoologie, physiologie comme anthropologie, l'homme ne serait nullement un être exceptionnel sur notre globe; entre lui et les animaux l'unique différence serait dans le degré de puissance de facultés mentales communes, et c'est sérieusement qu'aujourd'hui de très grands savants prêtent au chien le sens moral, et la conscience aux fourmis. Hommes de science et aussi gens du monde, c'est à qui apportera sa pierre au nouvel édifice, comme on le verra dans les récits qui vont suivre, récits qui, je l'espère, ne laisseront pas que d'exciter quelque surprise, et aussi provoqueront des réflexions salutaires.

Il y a quelques mois, un journal de Lyon publia, sous la rubrique, *un sauvetage,* l'histoire suivante qui fit aussitôt le tour de la presse.

« Un chien de Terre-Neuve vient d'accomplir « près de Lyon un acte de sauvetage qui prouve, « une fois de plus, *l'intelligence* et le *dévouement* de « la race canine.

« Le jeune Bourreaux, âgé de onze ans, se ren- « dant à Lissieux, s'était engagé, pour arriver à la « route, sur une passerelle dite moulins des Nuel- « les. Il fallait traverser une petite rivière, la Bré- « venne. La rivière ayant été grossie par la fonte « des neiges, la passerelle se trouvait en partie « inondée.

« Le jeune Bourreaux veut néanmoins traverser « la distance qui le sépare de la terre ferme; mais « heurté par le chien, il tombe dans la rivière pro- « fonde en cet endroit de un mètre cinquante centi- « mètres. Il ne sait pas nager et perd pied ; le cou- « rant l'entraîne et va infailliblement le noyer.

« Mais le Terre-Neuve a compris le péril dont il « est la cause involontaire. Il se jette à l'eau, s'ap- « proche de l'enfant et essaie de le saisir par la « tête; il ne prend tout d'abord que sa casquette « qu'il apporte au bord de la rivière. Il se rejette « à l'eau et, pour accomplir son sauvetage sans « blesser l'enfant, tandis que celui-ci le tient par « ses longs poils, il le pousse avec le museau, nage « vigoureusement et finit par ramener, sain et sauf, « le jeune naufragé au rivage. »

Eh bien, dirai-je, au milieu de ces détails,

il en est un qui, loin d'avoir prouvé encore une fois l'intelligence et le dévouement de la race canine, prouve tout juste le contraire, je veux parler de la casquette rapportée préalablement et qui donne au récit un tour vraiment comique. Admettez en effet que l'enfant eût été cherché, non par un chien, mais par un homme, et que celui-ci ayant voulu le saisir par la tête, et la casquette lui étant restée dans les mains, il eût aussi rapporté d'abord la casquette : — quelle bête que cet homme! aurait-on dit, il a sauvé l'enfant aussi inconsciemment que l'aurait fait un chien dressé à rapporter ce qu'il voit tomber dans l'eau. N'insistons pas, car je dois relater nombre d'autres histoires qui montreront de plus en plus avec quelle irréflexion, avec quelle légèreté la question de l'homme et de l'animal a été traitée de nos jours.

On lit dans le *Bulletin de la Société protectrice des animaux* (numéro du 1er janvier 1881) :

« *Histoire d'un chien.* — Pendant l'hiver de l'an-
« née 1865, une tempête (on les nomme coups de
« nora) eut lieu dans la rade de Valparaiso. Plu-
« sieurs navires furent perdus ou vinrent se jeter
« à la côte.

« Parmi les épaves roulées à terre par la mer,
« on vit un chien, qui, luttant contre les lames,
« vint échouer exténué sur un rocher, près du dé-
« barcadère.

« Les bateliers en eurent pitié, parvinrent à le

« sauver et le nommèrent Cuatro-Remos, qui si-
« gnifie quatre avirons, mais en même temps équi-
« vaut à quadrupède, en français.

« C'était un bel épagneul noir et blanc, de race
« anglaise et de forte taille.

« Au bout de peu de temps, ce chien donna des
« preuves d'une intelligence extraordinaire, et sans
« qu'on l'eût dressé à cela, suivait les passants dont
« la mise indiquait la richesse. Jamais il ne s'a-
« dressait aux gens simplement ou mal habillés.

« Alors il se livrait à une pantomime expressive
« et à des aboiements qui ne finissaient que lors-
« qu'on lui donnait la pièce. C'était alors, dans ce
« pays, des sous, et plus tard des rondelles de cuir
« bouilli, introduites par les compagnies de tram-
« ways, et ayant une valeur fiduciaire de 5 sous.

« Aussitôt que Cuatro-Remos tenait son argent,
« il courait au café de la Bolsa, sur la place, et
« laissait tomber sur le comptoir ce qu'il avait ré-
« colté, moyennant quoi on lui donnait un pain
« fendu contenant du jambon ou autre chose sem-
« blable, qu'il emportait et mangeait gravement sur
« la place.

« Mais lorsqu'il était rassasié, il enterrait ses
« fonds auprès des baraques des bateliers et les al-
« lait chercher aux moments d'appétit. . . . . » Je
fais grâce au lecteur du reste de l'histoire et je me
bornerai à quelques brèves remarques sur les li-
gnes que je viens d'en rapporter. S'il vous arri-

vait de remarquer un caniche portant dans la gueule une pièce de monnaie, allant chez un boulanger la déposer sur le comptoir et recevoir en retour un gâteau, certes vous verriez là une manœuvre à laquelle l'animal a été dressé, et il ne viendrait à l'esprit de personne que la bête a d'elle-même eu l'idée de faire un achat; de même quand un chien aboie de préférence contre les gens mal vêtus, vous vous dites que son maître doit être un homme riche, n'ayant de rapports qu'avec des personnes bien mises. Or, à Valparaiso, demanderai-je, antérieurement au naufrage, à qui avait appartenu le bel épagneul, noir et blanc, de race anglaise et de forte taille? Sans doute à un maître qui ne faisait pas bon accueil aux pauvres et aussi par lequel la bête aura été dressée à des exercices divers. Comment la *Société protectrice des animaux* a-t-elle laissé imprimer dans ses annales qu'un chien a de lui-même mendié des sous, et ne les dépensant pas toujours aussitôt, les a économisés pour les tirer d'une cachette au fur et à mesure de ses besoins? Relisez la partie rapportée du récit et vous y trouverez toutes ces merveilles. Mais si les chiens étaient capables de semblables raisonnements, de quel droit les ferions-nous abattre quand, par exemple, ils sont pris de rage? Notre devoir serait de les soigner jusque dans l'hydrophobie. — Aimer les animaux et veiller à ce qu'on ne les maltraite pas, c'est bien; réveiller souvent à leur égard les sentiments de bienveillance et de pitié, c'est encore plus louable; mais, dans un zèle ardent, les élever jusqu'à notre niveau, c'est aller beaucoup trop loin; car les élever à notre niveau, c'est nous rabaisser au leur, et une assimilation aussi complète . . . . . tout à l'heure on verra où elle mène. En tout, restons dans le vrai, et que ceux qui, dans la question scientifique de l'intelligence et de l'instinct, se trouvent sous l'influence de leur sentimentalité pour les bêtes, veuillent bien ne pas oublier l'histoire du chien de Valparaiso.

Voici maintenant toute une série d'erreurs également grosses, plusieurs même dépassant en énormité les précédentes et qui ont été commises dans ces dernières années par de très grands savants; nous en relevons d'abord deux chez Broca.

Dans le siècle dernier, Charles Bonnet parlant des fourmis, s'était exprimé en ces termes : « Ainsi « que les abeilles, les fourmis ont eu bien plus de « romanciers que d'historiens, et l'histoire des unes « et des autres a été également gâtée par l'amour « du merveilleux. Les voyageurs et les écrivains « d'histoire naturelle qui les ont copiés ou qui se « sont copiés les uns les autres, nous ont représenté les marches ou les expéditions des fourmis « comme celles des armées les mieux disciplinées. « Ils leur ont donné des généraux, des maréchaux « des logis, des pourvoyeurs, des coureurs, etc.

« Ils nous ont débité que ces coureurs étaient char-
« gés d'aller à la découverte, et que lorsqu'ils
« avaient fait une rencontre de quelques grosses
« victuailles, ils revenaient aussitôt en donner avis
« à la troupe, qui envoyait sur-le-champ des déta-
« chements pour s'emparer du butin. Je n'achève
« pas ce petit roman; il vaut mieux que je dise tout
« simplement à quoi tout cela se réduit. » Après avoir expliqué comment les fourmis qui se portent dans une direction déterminée y sont attirées par des odeurs, Charles Bonnet continue : « Il y a une
« foule de pareils faits que nous présente l'histoire
« des animaux, qui s'expliquent heureusement par
« des moyens analogues et aussi simples, et qu'on
« semble vouloir rendre inexplicables par le faux
« merveilleux dont on se plaît à les surcharger. »

A partir de Bonnet, l'idée d'une hiérarchie entre les fourmis d'un même nid était abandonnée ; Pierre Huber n'en fait pas mention et M. Blanchard, dans son ouvrage sur les insectes, dit en toutes lettres, *qu'on ne trouve pas*, chez les fourmis, une hiérarchie, des individus qui commandent et des individus qui obéissent.

Cependant en 1865, à la *Société d'anthropologie*, dans une discussion sur l'intelligence et l'instinct chez les animaux, M. Broca a affirmé sur les fourmis ce qui suit : « Dans les guerres épiques qu'el-
« les se livrent de tribus à tribus, elles se concer-
« tent les unes pour l'attaque, les autres pour la

« défense. Des conseils s'assemblent pour prépa-
« rer la conquête d'une fourmilière et prendre jour;
« des courriers vont et viennent dans les tribus,
« on envoie des éclaireurs, et d'après leurs rap-
« ports, l'attaque est différée ou résolue immédia-
« tement; dans ce dernier cas, à un signal donné,
« tout s'ébranle, on se met en marche, on arrive
« devant la place. Par ordre du généralissime, des
« fourmis se détachent du gros de l'armée, soit
« pour aller en parlementaires, sommer l'ennemi
« de se rendre, soit pour explorer les abords de la
« fourmilière et voir par quel côté elle est plus ac-
« cessible à l'attaque. Le plan est alors conçu et
« l'assaut livré. . . . . . Si la résistance de l'en-
« nemi se prolonge, ou s'il se sent trop faible pour
« la vaincre, le généralissime envoie ses aides de
« camp demander du renfort à la tribu. . . . On
« comprend que tout ce mouvement et toute cette
« stratégie seraient absolument impossibles sans
« une entente complète des chefs avec les soldats,
« sans des ordres donnés et reçus. . . .»

Est-ce assez bizarre, et ce général des fourmis, qu'aucun zoologiste n'a vu et qui envoie ses aides de camp sommer l'ennemi de se rendre, n'a-t-il pas sa place à côté du chien qui a mendié des sous à Valparaiso, et de celui de Lyon sauvant d'abord la casquette de l'enfant qu'il devait tirer de l'eau? Broca a commis d'autres énormités de ce genre, entre autres la suivante.

On sait qu'à la chasse, le chien qui a perdu la piste, flaire tout en courant jusqu'à ce qu'il l'ait retrouvée. Qu'alors trois routes se trouvent devant la bête, il pourra arriver qu'après s'être engagée dans la première, elle revienne sur ses pas pour courir dans la deuxième, et si là encore elle ne sent rien, elle se dirigera vers la troisième ; or de ce côté, le fumet lui arrivant à plein nez, elle partira comme un trait. Mais Broca a encore vu la chose tout autrement, et c'est le plus ingénieux raisonnement qu'en cette circonstance il prête au chien : « Ayant reconnu que sa proie n'a « pu passer ni dans l'une ni dans l'autre, et sa« chant pourtant qu'elle a dû passer quelque part, « il s'élance comme un trait, *guidé par un raisonne-« ment qui le dispense d'une troisième exploration.* » (*Bull. de la Société d'anthropologie, 1865.*) On le voit, l'idée d'impulsions déterminées mécaniquement par l'odorat n'est pas venue à l'esprit de Broca, et il était si convaincu que l'animal raisonnait dans l'exploration des trois routes, qu'un jour il fera de son interprétation l'application que voici :

En 1880, quelques jours avant sa mort, Broca présenta à la Société d'anthropologie l'enfant Jacques Inodi, jeune garçon dont tout le monde a entendu parler, si remarquable comme arithméticien ou calculateur. Ce petit *voyant en nombres,* comme on l'a qualifié, brillait notamment dans les extractions les plus compliquées des racines carrées et cubiques, et il trouvait celles-ci mentalement par des procédés dont on ne se rendait pas compte. Tout ce qu'on en savait, c'est que l'enfant opérait par tâtonnement; mais comment tâtonnait-il? Quels étaient ses procédés de calcul? O surprise, Broca compare ces procédés mentaux aux prétendus raisonnements du chien tâtonnant dans les trois routes : « Inodi, dit-il, a procédé « comme le chien qui, suivant une piste, arrive à « un point où la route se divise en trois. Il s'en- « gage d'abord en flairant dans la première de ces « trois routes, explore attentivement, n'y trouve « rien et revient sur ses pas, puis, etc., etc. » Vous ne comprenez pas? Vous allez comprendre. Quand on donne à Inodi un nombre dont il doit indiquer la racine, tandis qu'il trouve, qu'il *voit* instantanément les mille et les centaines de celle-ci, il n'est pas tout de suite fixé sur le chiffre des unités, ne voyant ce dernier qu'approximativement; c'est par exemple, ou 7, ou 6, ou 4, ou 3; alors il essaye rapidement avec 7, 3 et 6; ce n'est ni 7, ni 3, ni 6, se dit-il, donc c'est 4, et il a la racine complète, tout comme le chien se dit : Ce n'est pas cette route, ni l'autre; donc c'est la troisième, seule restante. Est-ce assez bizarre?

Ici surgit une question intéressante : Comment un savant de la valeur de Broca a-t-il pu s'égarer à ce point, comparant le petit Inodi si remarquablement doué à un chien, et affirmant, contrairement aux observations les mieux établies, que les fourmis en guerre ont un généralissime? L'explication est facile. Pour Broca, comme pour la plupart des anthropologistes, l'homme n'a point d'attributs le différenciant des animaux. « De l'homme « à l'animal, dans le cerveau et dans ses fonctions, « tout se réduit à une question de degré. » (*L'Anthropologie*, par Topinard, avec préface de Broca, 1876.) Cette assimilation si absolue ne faisait pas doute pour Broca ; cette identité était pour lui un dogme, de sorte que dans la question de l'intelligence chez les animaux, il ne voyait qu'à travers ce dogme ; on comprend le reste. Un chien va-t-il flairant dans les trois routes ? L'animal réfléchit. Tout à coup il se lance dans l'une d'elles? Il a raisonné par induction. De même chez les fourmis, en guerre d'un nid à l'autre, chaque armée aura un général et un état-major, car dans l'espèce humaine, les armées sont commandées ainsi. Induction, induction, voilà de tes coups ! En vain la zoologie enseigne que dans les sociétés des fourmis, il n'y a point de chef ; Broca interprétant les manœuvres des insectes au point de vue de son dogme, voit parmi eux le généralissime donnant ses ordres à des aides de camp, et ceux-ci courant vers l'ennemi pour le sommer de se rendre. Les sciences ont aussi leur côté amusant.

Broca n'est pas le seul qui se soit abusé ainsi et les effets du dogme apparaissent singulièrement amplifiés dans le livre *Des Sociétés animales* (1878) de M. *Alfred Espinas,* ouvrage arrivé rapidement à sa deuxième édition et très élogieusement cité par d'éminents naturalistes, par M. Perrier, professeur au Muséum, et aussi par M. Henri Milne-Edwards. Entre l'homme et l'animal tout se réduisant à une question de degré, il s'ensuit qu'entre les diverses sociétés humaines, grecque, romaine, germanique, gauloise, anglaise, russe d'une part, et d'autre part les sociétés animales, telles que celles dans lesquelles vivent les fourmis, les abeilles, les castors, les chevaux, les chiens sauvages, toute différence radicale disparaît. Telle est en effet l'idée mère de l'œuvre de M. Espinas; aussi est-ce après avoir consacré 155 pages aux sociétés humaines, que l'auteur traite des sociétés animales, et des deux côtés il retrouve les mêmes attributs ; mais laissons-le parler lui-même (notons qu'il s'agit des sociétés animales, car on pourrait s'y tromper) :

« Ainsi le respect, puis le dévouement réci-
« proque des époux, la constance dans l'affection
« privilégiée, l'éducation des petits, le travail, l'é-
« pargne, le courage; l'obéissance chez le faible,
« la sollicitude chez le fort; le sacrifice, enfin, chez
« tous, c'est-à-dire l'abnégation du moi individuel
« pour le bien du moi collectif, telles sont les ébau-
« ches de vertus auxquelles *l'animal* est appelé par
« la vie sociale et qu'il pratique en effet sous l'em-

« pire des sentiments qu'elle lui a inspirés, parfois « à son insu. »

Une fourmi, par exemple, est un être conscient, ayant son *moi;* oui, et non seulement elle a la conscience de son existence, mais elle a encore la conscience des devoirs qu'elle remplit dans la communauté. Cette double conscience chez les fourmis se révélerait dans la forme définie du dôme de leurs nids, « dans le concert des travaux, dans la solidarité des travailleurs ». Mais tous les naturalistes s'accordent aussi à dire que dans la construction des fourmilières, il n'y a pas concert dans les travaux, solidarité des travailleurs. « Je me « suis assuré par mille observations, avait dit « Pierre Huber, que chaque fourmi agit indépen- « damment de ses compagnes », et depuis Huber tous les zoologistes ont remarqué cette indépendance dans les travaux de construction. Eh bien non, le dogme de l'assimilation complète veut la conscience chez les fourmis, et M. Espinas les en gratifie. Cependant, chez les fourmis, la conscience n'est pas tout à fait ce qu'elle est chez l'homme. Chez les fourmis « la conscience com- « mune est une conscience fermée, par cela même « qu'elle est une conscience définie. . . . Mais, « dira-t-on, quelle conscience est-ce donc que celle « que l'on peut scinder en deux parties, ou annexer « à une autre conscience? Qu'est-ce qu'une indivi- « dualité qu'on fractionne ou qu'on augmente? Ce

« sont assurément, répondrons-nous » (c'est toujours M. Espinas qui parle), « une conscience et « une individualité inférieures, mais qui ne per- « dent pas cependant leur droit à porter de tels « noms. » C'est dans l'ordre, le dogme scientifique a abouti à ce qu'on vient de lire. Mais, demandera-t-on, comment ce livre se trouve-t-il avoir reçu les éloges des plus éminents zoologistes, parmi lesquels M. Henri Milne-Edwards ? Patience, et tout à l'heure, cela aussi s'expliquera.

Il n'y a pas encore un an, on discutait à l'Académie de médecine la question de la rage chez le chien et notre grand vétérinaire de France, M. Bouley, a dit ceci : « Il semble que le chien « soit doué d'un instinct ou d'un sentiment qui « l'avertit, lorsqu'il est enragé, qu'il peut être nui- « sible à ceux qu'il aime ; ce sentiment le porte à « s'évader ; c'est ce même sentiment d'affection « profonde pour ses maîtres qui le pousse à revenir « au logis avant de mourir, afin de revoir encore « une fois ceux qu'il a aimés pendant sa vie. Lors- « qu'on a étudié de près le chien, on arrive à lui « reconnaître cette profondeur de sentiment. »

M. Jules Guérin a répondu : « Je rappellerai le « fait communiqué dernièrement à l'Académie par « M. le docteur Chavernac (d'Aix), de ce lapin qui, « inoculé au moyen de la salive d'un individu at- « teint de rage, s'enfuit tout à coup, après avoir « présenté, pendant quelques jours, des symp-

« tômes précurseurs de la maladie : tristesse, in-
« quiétude, méfiance, recherche de la solitude,
« inappétence, etc. Si l'on accepte l'opinion de
« M. Bouley sur la réalité du sentiment qu'il
« prête au chien et qui pousserait cet animal à
« fuir dans la crainte d'être nuisible, il faudrait
« accorder au lapin ce même instinct, ce qui est
« peu admissible. » (*Bulletins de l'Académie de médecine*, 1880, p. 853 et 855.)

Le chien enragé qui s'enfuit du logis de crainte de mordre son maître et revient plus tard, quand, sentant sa fin prochaine, il veut lécher encore une fois la main de celui qu'il a tant aimé ! Ah ! M. Bouley ! mais pourquoi s'étonnerait-on de voir ce nom dans notre galerie, quand celui de M. Henri Milne-Edwards lui-même va y figurer amplement?

Dans ses *Leçons de physiologie et d'anatomie comparées*, cet éminent naturaliste soutient également la thèse que l'homme ne se distingue particulièrement en rien des animaux, et de raisonnement en raisonnement, il arrive jusqu'à accorder l'intelligence aux rats, la conscience ou le for intérieur aux carpes et aux goujons, finalement aux chiens le sens moral. Voici les récits :

« Chez les rongeurs et les autres mammifères
« dont le cerveau est lisse (c'est-à-dire dépourvu
« de plis ou circonvolutions) les actions, quelle

« qu'en puisse être la complication, sont déterminées par l'instinct plus que par le raisonnement, « et l'intelligence est en général presque nulle. « Cependant quelques-uns de ces animaux font des « combinaisons mentales qui supposent l'entendement, les rats, par exemple. En effet, je ne saurais expliquer autrement certaines opérations « exécutées par ces animaux pour obvier à des « inconvénients tout à fait insolites. Pour les empêcher de pénétrer dans une des volières du Jardin des Plantes où ils avaient l'habitude de s'introduire en creusant des galeries souterraines et « où ils commettaient de grands dégâts, j'avais « fait établir, sur un lit épais de fragments de verre « à vitre et de tessons de bouteilles, une cage construite entièrement en fer et portée sur des parpaings en pierres de taille bien assemblées et « n'offrant aucune ouverture apte à leur livrer passage. Pendant plusieurs mois, ce mode d'exclusion réussit parfaitement bien, aucun rat ne put « parvenir dans l'intérieur de la volière ; mais plus « tard le faisandier chargé de donner des soins aux « oiseaux renfermés dans cette cage, constata que « les rats y pénétraient, et au bout de quelques « années, ils s'y montraient en aussi grand nombre « qu'avant la pose de la couche de tessons, entre « lesquels ils ne pouvaient passer sans se blesser « grièvement. Je fis alors démolir la construction « et je reconnus que les nombreux fragments de

« verre cassé dont le sol avait été formé, n'y exis-
« taient plus ; ils étaient remplacés par des débris
« de matière organique, des tas de terre espacés
« au milieu desquels se trouvaient des galeries
« semblables à celles que les rats ont coutume de
« creuser. Peu de fragments de verre se trouvaient
« dans le voisinage de la volière, et il faut que les
« rats, les prenant un à un entre leurs dents, les
« aient retirés du tas et transportés au loin pour
« déblayer le chemin qu'ils voulaient suivre. Or,
« un pareil travail suppose la connaissance de son
« utilité, la prévision du résultat à obtenir, en
« même temps que beaucoup d'adresse et non
« moins de persévérance. » (T. XIII, p. 439.)

Remarques. — Les tessons et les morceaux de verre cassé ont été placés de manière, est-il dit, que les rats ne pussent passer sans se blesser grièvement ; or, comme ils ont passé, plus d'un a dû se blesser grièvement et crever sur place d'hémorrhagie. Voyez-vous ces cadavres exposés devant les survivants affamés ; c'est à qui s'en sera arraché son morceau, et dans la bagarre, que de nouvelles victimes ; quoi d'étonnant qu'au bout de plusieurs années, le lit de tessons de bouteilles et de morceaux de verre ait été bousculé, broyé, pulvérisé, perdu finalement dans le sol si longtemps piétiné ? Si au Jardin des Plantes l'attention s'était portée sur la composition de la matière organique des nouvelles galeries construites par les rats, on y eût sans doute trouvé les molécules de verre; mais non, l'idée fixe d'une intelligence chez les animaux a conduit à en doter même des rongeurs et à imaginer un délicat transport de morceaux de verre entre les dents; et en quel endroit le transport? On n'en sait absolument rien.

On lit dans le même auteur, tome XIII, p. 465 :

« Ce n'est pas seulement chez les vertébrés des « classes supérieures que la disposition à l'imi- « tation est un des mobiles ordinaires de certaines « actions; nous voyons des exemples de cette sorte « d'instinct chez des poissons. Ainsi, dans plus « d'une circonstance, ces animaux se comportent « comme si chacun d'eux faisait dans son for inté- « rieur le raisonnement suivant : Mon voisin fait « telle chose; j'ignore pourquoi; mais il pense ap- « paremment qu'il en tirera avantage, par consé- « quent je vais faire comme lui. Les actions imi- « tatives de ce genre sont faciles à observer chez les « petits cyprins qui vivent en troupes nombreuses « dans nos eaux douces. Lorsque tout est calme « autour d'eux, on les voit nager tranquillement « en tous sens, sans avoir l'air de s'occuper de ce « que font leurs voisins; mais, si tout à coup, l'un « d'eux s'élance rapidement dans une direction « pour saisir un aliment qu'il vient de voir tomber

« dans l'eau à quelque distance de lui, aussitôt « toute la bande se précipite dans la même direc-« tion, lors même que la cause des mouvements « des premiers n'a pu être aperçue par aucun d'en-« tre eux. J'ai été souvent témoin de ce fait en « jetant des morceaux de pain à des carpes ou à « des goujons. »

Remarques. — En ce qui concerne les cyprins *vivant en troupes,* lorsque l'un d'eux s'élance tout à coup dans une direction nouvelle, soit pour saisir un aliment, soit pour fuir un danger, il faut bien que son voisin le suive aussitôt, un troisième le deuxième, et ainsi de tous, car autrement ces poissons ne resteraient pas attroupés, ne se maintiendraient plus en troupes, comme le veut la loi qui régit leur manière de vivre. Quant aux carpes et aux goujons, je ferai remarquer que leur champ de vision semble s'étendre au delà du milieu aquatique, sur le rivage notamment, d'après les remarques des pêcheurs à la ligne, qui, pour prendre des carpes, se maintiennent soigneusement dans l'immobilité, s'embusquant même derrière des arbres, et, vis-à-vis les goujons, troublent préalablement l'eau, afin qu'ils voient l'appât seulement, et non la gaule avec la personne qui la tient. Or, en présence de ces enseignements de la pratique, vient une question : comment M. Milne-Edwards, jetant du pain à des poissons, a-t-il pu s'assurer que les uns le voyaient, les autres non? Quand on jette du pain aux poules, elles accourent toutes sans qu'il ait semblé jusqu'ici que ce soit par imitation de l'une à l'autre, et encore moins parce que chacune se dirait dans le for intérieur : « Ma « voisine fait telle chose, j'ignore pourquoi, mais « elle pense apparemment qu'elle en tirera avan- « tage, par conséquent je vais faire comme elle. »

Enfin, tome XIV, traitant des facultés morales du chien, M. Milne-Edwards s'exprime en ces termes : « M. Romanes a cité, lors de la dernière « réunion de l'Association britannique pour l'avan- « cement des sciences, des exemples très remar- « quables de l'existence de ce que l'on pourrait « appeler *le sens moral chez un chien terrier.* En « revenant d'une promenade, il s'aperçut que cet « animal avait mis en pièces les rideaux de la « chambre où il l'avait enfermé en sortant. Le « chien, dit cet observateur, fut très content de « me revoir ; mais dès que je ramassai un des « morceaux du rideau, l'animal poussa un hurle- « ment et se réfugia en criant à l'étage supérieur « de la maison. Or, ce chien n'avait jamais de sa « vie été battu, de sorte que je ne m'explique sa « conduite que *comme exprimant le remords.* »

Remarques. — Tout le monde sait, ou devrait savoir, que d'ordinaire un chien se sauve, souvent en hurlant, quand il a été en faute et qu'on se baisse pour ramasser quoi que ce soit, le souvenir de pierres reçues antérieurement se réveillant en lui. Si M. Romanes ne lui en avait jamais jeté, il est probable que d'autres l'auront corrigé ainsi, soit pour rideaux déchirés, soit pour actes analogues. Le fait n'est donc pas un exemple très remarquable du sens moral dans l'espèce canine.

« Ce même chien », ajoute M. Romanes, « n'a « jamais volé qu'une fois dans sa vie; un jour « qu'il avait grand'faim, il saisit une côtelette sur « la table et l'emporta sous un canapé; j'avais été « témoin de ce fait, mais je fis semblant de n'a- « voir rien vu et le coupable resta plusieurs mi- « nutes sous le canapé, partagé entre le désir d'as- « souvir sa faim et le sentiment du devoir. Ce « dernier finit par triompher, et le chien vint dé- « poser à mes pieds la côtelette qu'il avait déro- « bée. Cela fait, il retourna se cacher sous le ca- « napé, d'où aucun appel ne put le faire sortir. « En vain je lui passai doucement la main sur la « tête, cette caresse n'eut d'autre effet que de lui « faire détourner le visage *d'un air de contrition* « vraiment comique. Ce qui donne une valeur « toute particulière à cet exemple, c'est que le « chien en question n'avait jamais été battu, de « sorte que ce ne peut être la crainte d'un châti- « ment corporel qui l'ait fait agir. *Je suis donc* « *forcé de voir dans ces actions des exemples d'un dé-*

« *veloppement de la faculté de conscience aussi élevée* « *qu'en peut donner la logique du sentiment sans le* « *secours de la logique des signes,* c'est-à-dire un « degré presque, sinon tout à fait, aussi élevé que « celui que nous trouvons chez les sauvages infé- « rieurs, les petits enfants et un grand nombre « d'idiots et sourds-muets sans éducation. »

Remarques. — Gardons la comparaison et supposons qu'un enfant sourd-muet, sans éducation, se soit emparé un jour d'une côtelette servie sur une table, que l'ayant portée à la bouche, il l'en eût ôtée aussitôt et l'eût posée devant une personne, témoin de l'acte, mais qui aurait fait semblant de n'avoir rien vu. Le pauvre infirme serait allé ensuite s'asseoir dans un coin et là, triste, abattu, il eût détourné la tête devant l'aliment qu'on lui offrait avec toute sorte de caresses encourageantes. Eh bien, je crois que la première idée aurait été celle d'un malaise subit ou de quelque douleur, mal de dents, colique. Dans le récit de M. Romanes, demanderai-je à M. Milne-Edwards qui l'a accepté pleinement, où est seulement la preuve que le chien, saisissant la côtelette, a eu grand'faim? Est-ce qu'au préalable le maître l'avait tenu renfermé sans vivres, et le temps suffisant? Ou bien, dans une longue promenade, M. Romanes ne l'aurait-il pas un seul instant perdu de vue, de manière à être devenu ensuite certain de l'état de faim? Dans le récit, pas un mot là-dessus : « un jour qu'il avait grand'faim », ainsi commence l'historiette qui se termine sous le canapé, avec les remords et la contrition, et sans qu'aucun appel pût faire sortir la bête; est-ce donc qu'elle resta sous le canapé indéfiniment? s'y trouverait-elle encore? ou bien l'appétit, coupé par les remords, est-il enfin revenu? On croit rêver, et c'est une semblable observation qui figure dans l'ouvrage de M. Milne-Edwards « comme un exemple très remarquable du sens moral chez le chien ».

Il y avait d'autant plus lieu pour M. Milne-Edwards d'accueillir avec quelque doute les histoires de M. Romanes qu'au Congrès des naturalistes de Dublin devant lequel il les a produites, il a aussi, entre autres faits extraordinaires, raconté les suivants concernant un autre chien.

« Il m'est encore arrivé de faire grand'peur au « même chien en lançant des bulles de savon sur « le parquet ; une fois, il eut le courage d'en tou- « cher une avec sa patte, mais en la voyant cre- « ver, il prit la fuite, tout effrayé de sa disparition « *mystérieuse*. Enfin, je l'ai jeté dans une frayeur « épouvantable, en l'emmenant seul, avec moi, « dans une chambre, où, sans dire un mot, je me « suis mis à lui faire toutes sortes d'horribles gri- « maces. Bien que je n'eusse jamais fait le moin- « dre mal à ce chien, il fut terrifié de ce qu'il y « avait d'inusité dans une conduite *si peu en rap-*

« *port avec ses idées générales d'uniformité en ma-*
« *tière de psychologie*. Il est vrai que j'ai répété la
« même expérience sur d'autres chiens moins in-
« telligents, sans autre résultat que de les faire
« aboyer contre moi. »

Que d'histoires plus saugrenues les unes que les autres ! Près de Lyon le chien à la casquette, à Valparaiso le chien mendiant et économisant des sous, le chien de chasse raisonnant par induction, la fourmi généralissime, la conscience des fourmis et leur moi collectif, l'intelligence des rats, le for intérieur chez les carpes et les goujons, et de nouveau les chiens, celui-ci avec sa côtelette et ses remords, et un dernier dérouté dans ses idées générales d'uniformité en matière de psychologie ! Et ces histoires ont été débitées gravement, scientifiquement, à la Sorbonne, devant un Congrès et une Académie, et s'étalent aujourd'hui dans un ouvrage classique, monument de l'état actuel de la zoologie !

Ces critiques à la fois si dures et si hautaines, venant de quelqu'un dont le nom est à peu près inconnu dans la science, sont choquantes, je le reconnais ; mais l'expérience m'a appris qu'ici avec la modération l'on ne parvient pas à se faire entendre, et ce qui surtout me défendait tout ménagement, c'est la gravité du sujet. Quelle gravité? Écoutez. Le célèbre Büchner, dans un livre qu'il vient de faire paraître : *la Vie psychique des bêtes*, traitant des abeilles et des fourmis, s'exprime en ces termes : « Dans l'organisation du travail, les « abeilles ont réalisé l'idéal le plus élevé du com« munisme, le travail chez elles étant libre, vo« lontaire, complètement abandonné à l'initiative « individuelle, chacune faisant la somme de la« beur, grande ou petite, qui lui plaît, mais aussi il « n'y a point de fainéants parmi elles, parce que « l'exemple général exerce une puissante influence « sur toutes et parce que, dans une société où tou« tes travaillent, l'oisiveté constitue un phénomène « monstrueux, impossible, tandis qu'au contraire, « dans notre milieu social tant vanté, l'oisiveté « des individus est non seulement tolérée, mais « encore considérée comme un fait très louable et « naturel. Chaque individu faisant partie d'une « société communiste doit être comme l'abeille, « pénétré de la conscience qu'il travaille, non « pour d'autres, mais pour le bien général et pour « le sien propre, puisqu'il fait partie intégrante « de la communauté. » (Pages 385 et 386.)

Et à propos de fourmis : « La république des « fourmis n'est pas seulement une république po« litique, c'est aussi une république sociale ou « socialiste. Les fourmis ont par conséquent réa« lisé l'idéal rêvé par nos réformateurs les plus « hardis, atteint le but suprême que s'est proposé « le progrès humain, mis en pratique les utopies « de Platon et de Thomas Morus. A messieurs

« les démocrates modernes, visant à organiser « selon leurs idées ce que l'on appelle un *État* « *ouvrier, on ne saurait donner un meilleur conseil* « *que celui de prendre pour modèle, autant que faire* « *se peut, les institutions politiques et sociales des* « *fourmis*. L'empire des fourmis est un *État ou-* « *vrier* dans le véritable sens du mot !!!.......... « Chaque fourmi ne possède pas de famille en « propre, précisément parce que la république « des fourmis a parfaitement réalisé le principe « de l'éducation commune par l'État, établi en- « core par Platon dans sa république, principe « *dont l'application ne saurait être éludée dans tout* « *État ouvrier bien organisé*. » (Pages 81 et 82.)

Écoutez encore. Dans l'*Anthropologie* de Topinard, on lit ceci : « L'homme seul aurait la notion « du devoir, une morale ? Est-ce certain ? Et de « quelle morale d'abord, veut-on parler ; de celle « des petits, ou de celle des grands, de la morale « des lois ou de la morale naturelle?.... Aujour- « d'hui en pleine Europe, les règles de la morale « ne changent-elles pas en temps de guerre, est-il « besoin de le rappeler? Son criterium le plus « accepté : *Ne fais pas à autrui ce que tu ne veux* « *pas qu'on te fasse*, s'applique aux animaux aussi « bien qu'à l'homme. Le chien sait que pour ne « pas être mordu il ne doit pas mordre et agit en « conséquence. Il a donc sa morale aussi. » (Page 166.)

Mais qu'est-il besoin d'autres citations socialistes? Chez les animaux, les multiples espèces se conservant par suite de leurs diverses manières de *lutter pour l'existence;* — si les sociétés humaines ne formaient qu'une variété parmi les sociétés animales, comme le prétend M. Espinas avec approbation de MM. Perrier et Milne-Edwards, comment le principe de la lutte pour l'existence ne conviendrait-il pas comme principe dominant d'un côté aussi bien que de l'autre? On le voit, assimilation complète des animaux à l'homme, socialisme, communisme comme chez les fourmis, c'ést tout un, et la question de l'homme et de l'animal devient ainsi la plus importante du jour.

Quelle accumulation de bizarreries! Pour en trouver de semblables ou d'analogues dans l'histoire de la physique et de la chimie, ne faudrait-il pas remonter aux époques du phlogistique et de l'horreur du vide? Et, autre particularité digne d'attention, — aujourd'hui que les physiciens et les chimistes, revenus de ces illusions, nous élèvent tous les jours davantage au-dessus de l'animalité par la grandeur de leurs découvertes et l'ingéniosité de leurs inventions, — c'est parallèlement à cette nouvelle et moderne évolution du perfectionnement humain que notre identité avec la brute stationnaire est affirmée, proclamée par la zoologie, science encore si arriérée que les uns y voient des races là où les autres voient des espèces, par la physiologie à peine sortie des langes, par l'anthropologie née d'hier! Hélas! hélas! il n'y a pas que les hommes de science qui se sont laissé éblouir, fasciner, par les actes et les attitudes des bêtes, et toi, public moderne, sans être arrivé à croire au sens moral du chien et à la conscience des fourmis, tu as toutefois la conviction que les animaux ne sont pas seulement pourvus de l'instinct, mais que les uns ou les autres sont doués encore d'intelligence, de raison; eh bien, en ce point même, peut-être es-tu dans l'erreur?

Et d'abord, nos aïeux, et tous nos ancêtres, de génération en génération, ont eu, comme nous, le spectacle quotidien de chiens, de singes, d'éléphants, et l'évidence d'un degré de raison chez ces êtres ne leur a pas sauté aux yeux: sur quoi repose donc la certitude si nouvellement acquise en sens contraire de l'opinion traditionnelle?

Est-ce que de nos jours on peut questionner les bêtes sur les mobiles de leurs actes et juger de leur intelligence par leurs réponses?

Est-ce qu'aujourd'hui le perroquet comprendrait ce qu'il dit et aurait-on développé sa puissance mentale grâce à la faculté qu'il possède d'articuler des mots?

Ou bien est-on arrivé à s'entretenir avec les animaux au moyen de la mimique, comme nous le faisons avec nos sourds-muets, sur lesquels ils ont cependant l'avantage de l'ouïe? Aura-t-on appris au moins à l'un d'eux à faire avec la tête les mouvements signifiant *oui* et *non?* Si les animaux n'ont pas notre admirable instrument, la *main*, pour se prêter à la conversation par gestes, où serait chez le chien, le singe... la difficulté de secouer la tête de haut en bas pour l'affirmation, et horizontalement pour la négation? Pourquoi riez-vous? Ne croyez-vous donc pas à la grande intelligence du chien et du singe? Quand, dans les cirques, un cheval répète des mouvements de ce genre sous la direction de son dresseur, armé du fouet, est-ce que, le maître parti, il continue à dire oui ou non de la tête? Autre question: Après que vous avez dressé un chien à aller tout seul, au loin, dans la maison de votre ami qui s'appelle *Pierre*, est-ce que lui ouvrant un jour la porte, et prononçant le nom de *Paul* qu'il connaît aussi, il ira chez Paul? Où est donc la preuve directe, positive, que l'intelligence des animaux est la même que celle de l'homme?

Dans le cours d'une longue discussion sur ce sujet dans le journal *la France chevaline* et à laquelle j'ai pris une part active, j'ai un jour reçu une lettre dans laquelle m'était posée la question suivante : *Un animal, tel que le chien ou le chat, placé devant une glace, s'y reconnaît-il?* Cette question, qui m'a été adressée par un collaborateur du journal, l'honorable M. Marcel de Felcourt, est d'une importance considérable eu égard aux affirmations qui ont cours sur une analogie entre l'intelligence des animaux d'une part, et d'autre part celle des enfants et des races humaines encore sauvages. Je m'explique. La femme du sauvage à laquelle on aura fait don d'un miroir, ne tarde certes pas à s'y regarder ; or ce fait, tout petit qu'il est, a son intérêt, attendu qu'on y a la preuve que le sauvage sait qu'il existe, autrement dit qu'il a la conscience de sa personnalité, de son moi. Il en est de même, comme l'on sait, avec nos enfants, à ce point qu'en portant un bébé âgé seulement de quinze mois, devant une glace, on lui fait aisément comprendre que l'une des images qu'il y voit est la sienne. C'est une expérience qui se répète quotidiennement, et il suffit de quelques mots et gestes de la mère pour que l'enfant révèle aussi, sinon la connaissance, au moins le sentiment qu'il a de sa petite personnalité. Est-ce que les chats et les chiens qui vivent dans nos appartements vont se mirer dans les glaces? Ils jouent avec leurs images qui, pour eux, semblent être des animaux de leur espèce ; mais se sont-ils quelquefois cognés contre le corps dur : ils cessent leurs manœuvres et dès lors passent indifférents. Si les animaux avaient une intelligence de la nature de celle de nos enfants, pourquoi ne saurait-on expliquer aussi à un animal que l'image qu'il voit dans une glace est la sienne? Pourquoi, parmi les assimilateurs de l'homme à la bête, personne jusqu'ici n'a-t-il tenté l'essai de cet enseignement? Ne serait-ce pas que chaque homme sent *in petto* qu'entre lui et l'animal il existe quelque différence radicale, une borne que celui-ci ne saurait franchir?

Le chien, dit-on, connaît et reconnaît son maître; il connaît et reconnaît tous les habitants de la maison, ainsi que les visiteurs et tous ceux qui lui auront donné du sucre ou seulement l'auront caressé. Le cheval connaît et reconnaît son écurie et nombre d'animaux donnent journellement des preuves de mémoire, de sentiment et de volonté. Oui, mais il s'agirait de savoir si ce que l'on appelle *connaissance, sentiments, mémoire, volonté* chez les animaux, correspond exactement à ce que l'on appelle ainsi chez l'homme.

Quand l'homme dit *je* connais, *je* me souviens, *je* me rappelle, *je* sens, c'est comme s'il disait : *moi,* je connais; *moi,* je me souviens; *moi,* je me rappelle; *moi,* je sens, et ainsi la connaissance qu'il a de son existence, de son *moi,* se trouve au fond de toutes ses facultés intellectuelles.

On lit dans le *Dictionnaire des sciences philosophiques* d'Ad. Franck : « Il faut placer au-dessus « de toute cette diversité de notions et de facultés, « la conscience qui est dans toutes et n'est préci- « sément aucune d'elles, qui est la condition

« universelle de l'intelligence, la forme fonda-
« mentale de tous les modes de notre activité
« pensante et un mode spécial de cette activité.
« L'âme perçoit, se souvient, prévoit, juge, rai-
« sonne. En même temps qu'elle fait tout cela,
« *elle sait qu'elle le fait*..... L'idée sans la cons-
« cience, que serait-ce ? Une idée que nous au-
« rions, sans savoir que nous l'avons... quelque
« chose d'absurde et d'impossible... un pur rien.
« *Connaître sans connaître que l'on connaît*, c'est ri-
« goureusement *ne connaître pas*... Tout acte de
« l'intelligence est une modification de la cons-
« cience, et la *conscience* est le terme général
« qui désigne l'ensemble de nos forces intellec-
« tuelles. » (*Dict.*, article *Conscience.*)

S'il en est ainsi, je reviens à la question : L'animal sait-il qu'il existe ? S'il le sait, il a de l'intelligence ; s'il ne le sait pas, il n'en a point, et ce que l'on appelle chez lui *connaissance, volonté, mémoire, sentiments*, ne correspondrait nullement à ce que l'on entend sous ces dénominations chez l'homme. Il est vrai que telle n'est pas l'opinion de M. Milne-Edwards ; car d'après ce naturaliste, avoir des notions, les comparer entre elles, remonter même par la pensée des effets aux causes, tout cela n'impliquerait nullement la connaissance de soi-même, ainsi qu'il résulte de la déclaration suivante extraite de son grand ouvrage :

« L'homme, fier de sa supériorité sur le reste « de la création et guidé par un sentiment d'or- « gueil dont on trouve la trace dans beaucoup de « croyances très généralement répandues, s'est « considéré souvent comme étant d'une nature « différente de celle des autres animaux, et « comme étant seul en possession des facultés « mentales qui caractérisent l'intelligence. Mais il « n'en est pas ainsi. Aucune des facultés princi- « pales qui existent chez l'homme ne fait complè- « tement défaut partout ailleurs, quoique beaucoup « d'êtres animés en soient presque entièrement « privés, et que, *suivant toute probabilité*, il n'en « est *aucun qui soit capable d'avoir conscience de son « existence et de concevoir nettement l'idée de son in- « dividualité, l'idée du moi*. Ainsi il y a beaucoup « d'animaux qui ont, comme nous, le pouvoir de se « former des idées, c'est-à-dire des représenta- « tions mentales de choses ou de sensations; qui « sont doués de mémoire, qui ont la faculté de « comparer entre elles les notions acquises par « l'observation, de remonter par la pensée des « effets aux causes, de porter des jugements, de « raisonner, de réfléchir, qui sont aptes à profiter « des leçons de l'expérience; qui peuvent expri- « mer ce qu'ils pensent et qui peuvent compren- « dre la signification de manifestations de cet or- « dre lorsqu'elles viennent d'autrui. L'homme est « capable d'acquérir des connaissances qu'aucun

« être vivant, si ce n'est lui, ne saurait obtenir, « de s'élever à des conceptions plus hautes, d'exé« cuter des opérations intellectuelles plus diffici« les et d'en tirer des résultats plus grands ; mais « *toutes les facultés essentielles, fondamentales de l'es« prit qu'il possède, se rencontrent à un moindre de« gré chez tel ou tel animal d'un rang plus ou moins « inférieur*. La différence entre ces êtres et nous « consiste *dans le degré de puissance de facultés « mentales communes*. Nous en aurons la preuve « lorsque nous étudierons successivement cha« cune de ces propriétés de l'esprit dans l'ensem« ble du règne animal. »

Les histoires qu'on a lues plus haut montrent de quelle nature peuvent être les preuves que l'auteur a apportées en faveur de sa thèse, mais là n'est pas présentement la question. Ce qu'il faut retenir de la déclaration qu'on vient de lire, c'est que de tous les animaux, aucun n'a ou ne paraît avoir la connaissance de soi-même, condamnation implicite des affirmations sur un degré quelconque d'intelligence chez ces êtres, d'intelligence consciente comme celle de l'homme.

Montrons, du reste, par un exemple, combien il y a lieu de douter de l'identité de ce que l'on appelle *notion* chez l'homme et chez les animaux. « Le professur Schiff ayant sectionné le nerf ol« factif sur quatre petits chiens nouveau-nés, ob« serva leur développement durant plusieurs mois.

« D'abord, ils ne savaient pas trouver la mamelle « de leur mère ; il fallait leur introduire le ma- « melon dans la gueule, et alors, affamés qu'ils « étaient, ils suçaient avec une telle violence, « qu'ils se détachaient de la mère et recommen- « çaient à chercher çà et là, essayant de teter les « oreilles et les pattes maternelles ; aussi se nour- « rissaient-ils mal et le professeur fut-il obligé de « les allaiter artificiellement. Plus tard ayant « appris (*ayant été habitués, dressés*) à boire tout « seuls du lait dans un vase blanc, quand on leur « présentait ce vase vide et à côté un vase de cou- « leur sombre contenant du lait, ils couraient au « vase blanc, y plongeaient le museau, cher- « chaient, gémissaient, mais sans s'approcher du « vase de couleur obscure. Ils préférèrent le lait à « toute autre nourriture beaucoup plus longtemps « qu'il n'en est de règle. Il fallut leur enseigner « (*les habituer*) peu à peu, au moyen de bouillies « de plus en plus consistantes, à manger du pain « et de la viande. Jamais ils ne mangeaient les « aliments froids et secs, et leur prédilection pour « les corps humides et tièdes était telle qu'ils lé- « chaient et mangeaient leur urine et leurs excré- « ments, quand *par hasard* ils se retournaient en « temps opportun. » Après avoir donné beaucoup de détails intéressants, le professeur termine ainsi sa description : « Pour montrer l'importance de « l'odorat dans l'économie du chien, je dirai en-

« core que le quatrième petit chien, celui que je « gardai le plus longtemps, suivait volontiers « l'homme en général, sans pourtant me montrer « aucune préférence, quoique toujours je l'eusse « nourri moi-même. »

Ce récit est extrait d'un des livres de M. Henri Joly, professeur à la Faculté des lettres de Dijon, *l'Homme et l'animal*, œuvre de *psychologie comparée*, couronnée par l'*Académie des sciences morales et politiques* (Paris, Hachette, 1877). L'auteur, traitant du naturel des animaux, et s'appuyant sur de nombreux faits, montre « l'influence « qu'exerce sur le caractère des animaux la pré- « dominance d'un sens particulier ». Et c'est dans cette idée qu'arrivant à l'influence de l'odorat, il dit : « Souvenons-nous enfin que l'odorat est le « sens par excellence des carnassiers, qu'il atteint « chez eux un degré extrême de délicatesse, qu'il « excite, dirige tous leurs appétits, qu'il résume, « pour ainsi dire, toutes leurs aptitudes. C'est par « lui que l'animal trouve également sa proie, son « bienfaiteur et son maître, et des chiens, d'après « des expériences positives, des chiens à qui on « mutile dans leur jeune âge leurs organes olfac- « tifs, ne montrent plus quand ils sont devenus « grands, non seulement aucune disposition pour « la chasse, mais encore aucun attachement pour « l'homme. » — Suit le récit des expériences de Schiff, se terminant par cette remarque finale :

*

« Ce dernier exemple nous montre déjà bien élo-
« quemment à quoi peut tenir la *bonté* des bêtes. »

J'ai reproduit complètement cette appréciation pour montrer que M. Joly n'a pas tiré du fait tous les enseignements que selon moi il renferme. En effet, ce n'est pas seulement l'intelligence pour la chasse, dont il n'est pas même question dans le récit, qui a fait défaut chez ces chiens privés de l'odorat ; nulle manifestation d'intelligence n'a eu lieu chez eux, sur quoi que ce fût ; ils n'ont eu notion de rien, n'ayant pas même su distinguer un vase de couleur sombre d'un vase blanc. Qu'on se reporte au récit, et l'on sera forcé de reconnaître que le chien, par le seul fait d'être privé à sa naissance de l'odorat, offrira en grandissant tous les caractères de l'*idiotisme*. Or, et pour en revenir à ma thèse, je dis que d'après les faits expérimentaux de Schiff, il devient pour le moins douteux que ce qu'on appelle *notion* chez l'animal corresponde à ce que l'on appelle *notion* chez l'homme, attendu que l'enfant venant au monde avec un sens en moins, né, par exemple, sourd ou aveugle, même sourd et aveugle à la fois, ne fera pas pour cela un idiot.

Chose presque incroyable, mais qui s'explique, ces expériences si frappantes de Schiff, physiologiste renommé, n'ont pas attiré l'attention des zoologistes : hé, comment ceux-ci, imbus de leurs préjugés, n'ayant pas vu ce qu'il y avait dans leurs propres faits qu'ils ont interprétés tout de travers, auraient-ils remarqué ce qu'il y avait dans les faits d'autrui ?

Pour la révision du problème, sinon pour sa solution définitive qui peut-être ne sera jamais obtenue, et afin de sortir du gâchis actuel, il est un moyen, c'est l'examen de la question du point de vue de la *méthode expérimentale,* telle qu'elle a été pratiquée et enseignée par Claude Bernard. — Quant aux *faits expérimentaux*, loin de faire défaut, ils se trouvent abonder, étant déjà tout établis, s'offrant même en deux groupes de nature distincte.

Il y a d'abord une première catégorie composée d'expériences faites par les naturalistes eux-mêmes qui sont intervenus dans certaines opérations des bêtes, par exemple dans les actes des abeilles, des fourmis...., pour voir comment ces êtres réagiraient contre des conditions artificiellement créées, ou bien s'y accommoderaient. Malheureusement, dans ces essais, au lieu de recueillir les faits empiriquement, ils les ont encore observés sous l'influence d'idées déjà arrêtées. — *Exemple* : La contemplation des opérations des fourmis avait amené la croyance que dans certains de leurs travaux, ces insectes échangeaient des idées et se parlaient dans le langage dit *antennal;* la plupart des naturalistes, affirme M. Blanchard, sont là-dessus convaincus. Or, entre autres expériences accomplies dans cette idée, il y a eu les suivantes.

On a placé ensemble, dans une même fourmilière, des fourmis de deux espèces différentes, espèces ennemies, afin de se donner le spectacle de leurs combats. Effectivement, il y eut de nombreuses victimes ; mais au bout de quelques jours, les deux partis cessèrent de s'entre-tuer, vécurent ensemble en paix, et travaillant tous pour un même intérêt général, formèrent la fourmilière dite *mixte*. Et maintenant veut-on savoir comment on a interprété le fait ? Dans ces cas, a-t-il été dit et affirmé, les fourmis, tout à l'heure ennemies, *contractent ensemble une alliance*. Certes, la chose n'est pas impossible, étant donné le langage antennal ; seulement, au lieu de s'abandonner tout de suite à cette idée, il aurait fallu, pratiquant quelque peu le doute philosophique, admettre la possibilité de quelque autre explication. Eh bien, il en est une fort simple pour laquelle point n'est besoin de l'échange des idées au moyen du langage antennal.

Diverses observations permettent de supposer que les fourmis d'espèce ou de colonies différentes exhalent des odeurs *spéciales*, de sorte qu'elles se battraient entre elles, parce qu'elles sont agacées, révoltées respectivement par l'odeur de l'ennemi. Or, en enfermant ensemble des individus de deux espèces différentes, il doit arriver qu'au bout de quelques jours de bataille et de tuerie, les émanations des deux partis se mélangent, et de là bientôt une odeur *mixte* à laquelle tous finissent par s'habituer, et de là aussi la fourmilière *mixte* — sans traité préalable d'alliance.

Sans aucunement prétendre que telle soit l'explication, il suffit que celle-ci soit dans la possibilité des choses pour conclure que les expériences des naturalistes, examinées à nouveau sans idées préconçues, sont susceptibles d'être utilisées dans une révision expérimentale de l'ensemble de la question.

Un autre groupe de faits expérimentaux auxquels sans doute on s'attend moins encore, consiste *dans les faits de dressage de chevaux, chiens....* Quand on pratique un dressage, explique-t-on à l'animal ce qu'on veut qu'il exécute, ou bien lui fait-on seulement contracter des habitudes nouvelles en agissant de certaines manières sur sa sensibilité et sans qu'il y comprenne quelque chose? De grandes divergences de vue séparent là-dessus les hommes de l'art; mais derrière les interprétations, il y a les faits pratiques que l'examen empirique pourrait ériger en faits expérimentaux, riche mine à exploiter pour la science, comme on le verra ultérieurement.

Je dis ultérieurement, parce que cette étude est seulement l'*Introduction* d'un livre que je me propose de publier, et dans lequel la question de l'homme et de l'animal sera l'objet d'un essai de révision fondamentale.

Le chapitre relatif au dressage sera fait par un hippologue bien connu, avec lequel je suis en parfaite communauté d'opinion, M. Musany, secrétaire de la rédaction de la *France chevaline*, auteur d'ouvrages importants sur le dressage des chevaux de selle, précédés d'*Études sur l'instinct et l'intelligence des animaux*, qui ont été présentées aux deux Académies des sciences et des sciences morales et politiques. C'est la concordance de notre manière de voir qui nous a rapprochés, chacun y étant arrivé de son côté, moi dans un ouvrage sur l'*Intuition*, présenté aussi, à huit jours d'intervalle, à l'Académie des sciences morales et politiques.

J'ai cru devoir publier dès maintenant cette *Introduction*, eu égard à tout ce qui s'écrit sur l'intelligence des animaux, — sur les vertus des bêtes, la conscience des fourmis, le sens moral du chien, — histoires dont personne n'a jusqu'ici remarqué le caractère fabuleux, quand déjà certaine école veut en réaliser les conséquences politiques et sociales.

Et comme si besoin avait été d'une nouvelle preuve en faveur de la révision immédiate de la question, est-ce que le professeur de médecine légale à la Faculté de Lyon, M. Lacassagne, ne vient pas de produire un savant mémoire intitulé : *De la Criminalité chez les animaux,* publié par l'important journal *la Revue scientifique,* dans son numéro du 14 janvier 1882. On y lit :

« Comment se fait-il que les médecins légistes « et les criminalistes n'aient pas encore songé à « étudier les crimes chez les animaux, afin de « mieux apprécier ceux qui sont commis par des « hommes?... Le vrai motif de cette lacune, c'est « la difficulté qu'ont eue la plupart des auteurs à « s'émanciper et à se débarrasser des idées philo- « sophiques de l'école, qui leur ont fait croire « qu'il y avait un abîme entre le moral de l'homme « et celui des animaux. »

En vérité, en vérité, la nécessité d'une révision de la question s'impose, car on arrive à se demander si l'humanité ne tomberait pas dans la folie, en s'identifiant complètement avec les animaux, en cessant de croire à sa destinée exceptionnelle.

Nancy, impr. Berger-Levrault et Cie.

www.ingramcontent.com/pod-product-compliance
Ingram Content Group UK Ltd.
Pitfield, Milton Keynes, MK11 3LW, UK
UKHW021023200726
13857UKWH00004B/1547